Vegan Keto 101

Repas, Plans, Nutrition et Recettes

Le guide ultime pour une perte de poids rapide sur un régime cétogène a faible teneur en glucides d'origine végétale

Project Vegan

Design de couverture @ Pgrafis

L'auteur et l'éditeur se sont efforcés de s'assurer que les informations contenues dans ce livre étaient exactes au moment de la publication. Bien que l'auteur et l'éditeur n'assument pas, et pour le moment, déclinent toute responsabilité envers toute partie pour toute perte, dommage ou perturbation causés par des erreurs ou omissions, que ces erreurs ou omissions résultent d'une négligence, d'un accident ou de toute autre raison.

L'information contenue dans ce livre est destinée à suppléer, et non à remplacer, une formation appropriée. Comme tout sport impliquant la vitesse, l'équipement, l'équilibre et les facteurs environnementaux, le culturisme présente des risques inhérents. L'auteur et l'éditeur conseillent aux lecteurs de prendre l'entière responsabilité de leur sécurité et de connaître leurs limites. Avant de mettre en pratique les compétences décrites dans ce livre, assurez-vous que votre équipement est bien entretenu et ne prenez pas de risques au-delà de votre niveau d'expérience, d'aptitude ou de formation.

(978) 750-8400,

fax (978) 646-8600,

ou sur le Web à l'adresse www.copyright.com

Table Of Contents

Introduction

Le régime cétogène peut être une expérience incroyable. Il a aidé de nombreuses personnes dans le monde entier à perdre du poids, à réduire le nombre de maladies, à contrôler le diabète et plus.

Mais il y a un problème...

Le régime céto est habituellement fondé sur des produits d'origine animale, ce qui laisse logiquement de nombreux végétaliens à se demander s'il est même possible d'adopter le régime sans utiliser de viande ni de beurre.

Sans parler du fait sans parler du fait qu'un régime végétalien standard est basé sur un ratio macro de glucides à graisses élevé, tandis qu'un régime céto est basé sur un ratio macro de graisses à glucides élevé. Il y a aussi beaucoup de controverse et de confusion au sujet de certaines études qui en démystifient d'autres.

La bonne nouvelle, cependant, c'est que si vous êtes végétalien, atteindre la cétose tout en étant végétalien est ABSOLUMENT possible, tout comme les avantages qui l'accompagnent. Et c'est le but de ce livre, de servir de guide à votre alimentation dans une société où l'information sur le céto végétalien n'est pas largement disponible.

Un régime cétogène vous est-il convenable ?

L'objectif d'un régime cétogène est d'augmenter la capacité de votre corps à brûler les graisses par le biais de la cétose. Votre alimentation privilégiera les matières grasses, avec une bonne quantité de protéines et une faible quantité de glucides.

De nombreuses études ont été menées pour mettre en évidence les atouts, dont les suivants :

L'un des avantages de la cétose est la diminution de la faim. En consommant plus de gras, vous stabiliserez votre glycémie et diminuerez vos envies de sucre.

Les nutritionnistes du National Center for Biotechnology Information ont étudié des patients en surpoids qui ont suivi un régime cétogène pendant une longue période de temps. Ils ont constaté que les individus perdaient de grandes quantités de poids tout en augmentant leur taux de cholestérol.

Leurs études ont comparé les régimes hypocaloriques aux régimes céto-cétoniques à faible teneur en glucides pour les diabétiques. Ils ont découvert que les personnes s'amélioraient sur le plan de leur glycémie tout en perdant du poids.

Quels sont certains des effets secondaires négatifs d'un régime céto ?

Tout le monde ne sera pas confronté aux effets collatéraux d'un régime céto, et heureusement, ceux qui n'ont généralement pas de problèmes pendant très longtemps. Cela dépend de l'individu, mais par mesure de précaution, nous allons couvrir toutes les bases et analyser chaque effet secondaire possible et comment vous pouvez le gérer ou le prévenir si nécessaire.

Mauvaise haleine

Lorsque votre corps produit des cétones, il les évacue de nombreuses façons. L'une d'entre elles consiste à les expulser des poumons. La cétone la plus facilement expulsée est l'acétone, qui a un goût sucré et est la principale cause de mauvaise haleine dans un régime céto.

Quand (pas si) vous en faites l'expérience, les bonbons à la menthe sans sucre et, bien sûr, une bonne hygiène dentaire sont vos meilleures amies.

Les crampes aux jambes

Lorsque vous suivez un régime faible en glucides, l'hormone insuline incite nos reins à absorber le sodium, de sorte que votre taux d'insuline sera toujours très faible.

Par conséquent, l'insuline n'incite plus vos reins à assimiler le sodium, qui est la cause des crampes dans les jambes. Vous ne mangerez pas non plus beaucoup de fruits dans un régime céto, et les fruits contiennent du potassium qui peut aider à réduire les crampes.

La bonne nouvelle, c'est que votre corps finira par se conformer aux faibles taux de sodium, mais si vous n'êtes pas à l'aise d'attendre, vous pouvez consulter un médecin pour tout supplément qui vous aidera à réduire ces problèmes.

Constipation

Un autre effet négatif d'un régime cétogène est la constipation ou les troubles digestifs, comme les gaz et les ballonnements. La raison : vous ne consommez pas assez de fibres lorsque vous excluez des aliments comme les fruits, les légumes féculents, les légumineuses et les grains entiers.

Pour combattre ces problèmes, faites de votre mieux pour rester actif physiquement en faisant des exercices de faible intensité si votre énergie diminue, et buvez invariablement beaucoup d'eau, mangez beaucoup plus de légumes riches en fibres et prenez un supplément en fibres si nécessaire.

Perte de sels

Il y a quelques changements avec le compte de liquide qui se produisent habituellement pendant les premières semaines d'un régime végétalien de céto. Cela se produit parce que le corps reconstitue tout son glycogène qui rejette l'eau dans le sang qui est expulsée du corps au moyen de l'urine. Au fur et à mesure que le liquide est expulsé, le sodium dans le corps s'affaiblit également.

Assurez-vous de rester hydraté pendant la journée. L'eau est la source idéale de liquide, mais le café et le thé sont aussi bons tant qu'ils ne sont pas chargés de condiments. Par conséquent, il se peut que vous ressentiez une plus grande déplétion en liquide et en sel au cours de votre transition vers la cétose.

De plus, assurez-vous de consommer suffisamment de sodium pour éviter les effets secondaires comme les maux de tête et la somnolence. N'hésitez pas à ajouter une petite portion de sel à votre alimentation pour équilibrer votre apport en sodium.

Le magnésium et le potassium sont d'autres sels essentiels. Tant que vous avez une alimentation saine, des aliments entiers (comme les noix et les légumes), vous devriez facilement être en mesure de consommer suffisamment de potassium et de magnésium.

Rhume cétogène

Les premières semaines de transition d'un régime cétogène végétalien peuvent être difficiles pour certaines personnes, tandis que pour d'autres, le processus de transition est facile. Votre corps utilise principalement le glucose comme source principale de carburant, et il faudra donc du temps pour s'adapter à l'utilisation des cétones comme source d'énergie. Ce processus d'adaptation est connu sous le nom de phase de céto-adaptation.

La céto-adaptation peut provoquer un certain « brouillard cérébral » au début, mais ce n'est que temporaire car le corps s'adapte, et la plupart des gens se sentent beaucoup plus aiguisés à ce stade. Ce processus prend habituellement environ quatre semaines pour que l'effet se fasse sentir, mais les effets secondaires disparaissent généralement rapidement.

Pendant ce temps, il est normal que vous puissiez ressentir des symptômes semblables à ceux de la grippe, tels que :

- Brouillard cérébral
- Fatigue
- Étourdissements
- Insomnie
- Envies irrésistibles
- Fréquence cardiaque élevée en position couchée

Vous constaterez peut-être que le fait de permettre à votre corps de passer à la cétose réduit l'impact des effets secondaires. Ceci peut être facilité en diminuant votre consommation de glucides sur quelques semaines.

Peu importe si vous sautez directement dans un régime ou si vous y allez peu à peu, gardez toujours à l'esprit l'objectif de consommer du liquide et des sels pour lutter contre les effets secondaires indésirables

Les protéines dans un régime céto végétalien

Quelle quantité de protéines est suffisante pour soutenir la croissance musculaire, ou même simplement pour avoir une vie longue et saine ? Ici, nous discuterons des idées erronées courantes au sujet des protéines végétales et des protéines complètes ou incomplètes.

Très souvent, les gens ont l'idée que les protéines végétales sont « incomplètes », ce qui les rend plus pauvres en protéines que les protéines animales. Vous remarquerez également que pour que les protéines végétales soient saines et « complètes », elles doivent être prises dans des combinaisons qui peuvent en faire une approche sophistiquée.

Mais qu'est-ce qui fait qu'une protéine est réellement « complète » ? Les protéines ont les blocs de construction musculaire fondamentaux connus sous le nom d'acides aminés. Ces composants se connectent à des protéines conformes, tout comme les voitures sont connectées pour construire un train à grande vitesse ou peut-être des lettres de l'alphabet assemblées pour créer des mots.

Le corps a vingt-et-un acides aminés différents, dont neuf sont étiquetés essentiels ; ce sont ceux que le corps ne peut pas produire à partir d'autres acides aminés, et vous devez donc les fournir à travers les aliments que vous consommez quotidiennement. Une protéine « complète » est une protéine qui contient neuf acides aminés fondamentaux (leucine, isoleucine, lysine, méthionine, phénylalanine, thréonine, tryptophane, valine et histidine) nécessaires au corps humain. En ce sens, toute protéine d'origine végétale que vous consommez est une protéine « complète ».

Cependant, il est possible que vous éprouviez d'autres déséquilibres dans les nutriments. Pour éviter cela, assurez-vous de consommer une grande variété d'aliments et de rendre votre assiette aussi colorée que possible, et vous n'aurez rien à craindre.

Voici un sommaire de quelques-unes des sources de protéines végétaliennes les plus optimales :

Légumes

- Avocat
- Pommes de terre
- Navets verts
- Épinards
- Soja
- Chou-fleur
- Pois pigeons
- Haricots blancs
- Asperges
- Petits pois noirs

Légumes

- Haricots noirs
- Haricots du nord
- Haricots
- Pois verts
- Pois pigeons
- Haricots blancs
- Haricots pois chiches

Fruits à coque et graines

- Pistaches
- Châtaignes
- Noix de cajou
- Graines de chia
- Graines de citrouille

Protéines végétales diverses

- Natto
- Tempeh
- Viandes végétaliennes
- Poudres protéiques
- Miso
- Seitan
- Spiruline
- Levure nutritionnelle

Si vous ne trouvez pas ces options suffisantes pour satisfaire vos besoins en protéines, vous pourriez envisager d'utiliser de la poudre de chanvre ou du riz biologique, mais seulement comme supplément et non comme substitut aux repas réguliers. En outre, gardez à l'esprit que la consommation d'une trop grande quantité de protéines est une erreur courante sur le régime céto.

Les glucides dans un régime céto

Comme la plupart des gens, les légumes ne figurent probablement pas sur votre liste d'aliments préférés, ce qui fera du régime céto un défi pour vous. Bien que la clé d'un régime céto réussi soit le maintien d'une teneur élevée en matières grasses, vous aurez besoin de légumes sains et nutritifs à faible teneur en glucides pour fournir suffisamment de fibres et de vrac afin d'atteindre vos objectifs et vous donner assez à manger.

N'hésitez pas à vous ouvrir et à explorer de nouveaux légumes et de nouveaux plats. Si un régime cru ne vous plaît pas, essayez d'en faire sauter dans de l'huile de noix de coco avec un bouquet d'assaisonnements. Il faudra du temps pour s'habituer aux changements, mais au bout du compte, cela en vaudra la peine.

Voici une liste de quelques légumes à faible teneur en glucides qui devraient être un aliment de base de votre alimentation :

- Chou frisé
- Bette à carde
- Laitue
- Feuilles de chou vert
- Haricots verts
- Brocoli
- Concombre

- Courge d'été et d'hiver

- Chou rouge et blanc

- Asperges

- Oignons

- Champignons

- Chou-fleur

- Tomates

- Aubergines

- Ail

- Poivrons

Fruits

Toutes les variétés de fruits doivent être dégustées avec modération, mais les baies sont moins riches en glucides et en sucres, de sorte qu'elles sont généralement bien en petites portions. Mangez-les vers la fin de la journée avant d'entrer dans votre sommeil rapidement.

- Mûres de ronce

- Bleuets

- Framboises

- Fraises

Condiments

Si cela ne vous ennuie pas de faire vos propres condiments maison, c'est votre meilleure option ; cependant, il est également acceptable de les acheter simplement. Les condiments n'ont généralement pas de glucides, ou leur teneur en glucides est négligeable.

- Épinards
- Sauces piquantes
- Moutarde jaune
- Mayonnaise (marque végétalienne)
- Sauce soja ou aminos à la noix de coco
- Ketchup sans sucre
- Choucroute (marque végétalienne)
- Vinaigrettes sans sucre ou à faible teneur en sucre et riches en gras
- Sauce Worcestershire

Épices

- Basilic
- Origan
- Poudre de chili
- Poivre de cayenne
- Coriandre
- Cumin
- Cannelle
- Persil
- Romarin
- Thym
- Poivre et sel
- Jus de citron ou de lime

Graisses pour la cétose végétalienne

Le meilleur conseil à suivre lorsque vous mangez des graisses est de choisir des aliments qui contiennent environ 70 % de graisses saines et une quantité minimale de glucides nets. Les graisses saines sont principalement des graisses saturées avec de petites quantités de graisses mono et polyinsaturées. Les glucides nets sont calculés en déduisant la fibre de l'ensemble des glucides d'un aliment particulier.

Fruits à coque et grains

Les noix et les graines sont une excellente source de gras et de protéines. Assurez-vous simplement de choisir essentiellement des options à faible teneur en glucides et à haute teneur en gras, car le nombre de glucides de nombreuses noix et graines varie, et elles peuvent s'additionner très rapidement.

Meilleures options d'écrous à faible teneur en carbone

- Noix du Brésil
- Pacanes
- Noix de Grenoble
- Noisettes

- Beurres de noix (fabriqués à partir de n'importe lequel de ces ingrédients)

- Noix de macadamia

- Noix de pin

- Amandes

- Noix de coco (non sucrée)

Meilleures options de semis :

- Chia

- Chanvre

- Citrouille

- Tournesol

Huiles saines

Les types idéaux d'huiles pour un régime végétalien de céto sont ceux qui sont faits entièrement de graisse. Les huiles, en particulier, sont une sorte de graisse qui est digérée plus rapidement que la plupart des autres et métabolisée en carburant pour le corps. Elles peuvent aussi facilement contourner la barrière hémato-encéphalique.

C'est la raison pour laquelle elles sont si bonnes pour notre performance et notre clarté mentale. Voici quelques options intéressantes :

- Huile d'avocat

- Huile d'olive
- Huile MCT
- Huile de coco
- Huile de lin
- Huile de macadamia

Calculer vos glucides

Ce sur quoi beaucoup de gens se trompent, c'est que vous n'avez pas la nécessité de diminuer vos glucides à 5 % de votre consommation calorique maximale pour atteindre une cétose. En fait, la majorité des personnes qui ont atteint la cétose l'ont fait en prenant environ 20g-100g de glucides, 100 g de glucides étant la quantité maximale.

Cependant, avant de discuter de la quantité de glucides et de protéines dont vous avez besoin, décomposons les glucides par rapport aux glucides NET.

Total des glucides par rapport aux glucides nets

Quand on parle de glucides, je parle de glucides nets. Les glucides nets sont le résultat de votre apport total en glucides après déduction des fibres.

La raison pour laquelle nous déduisons les fibres de notre apport en glucides et donnons la priorité aux glucides nets est que les fibres ne sont pas facilement digestibles par notre corps et n'ont pas d'impact négatif sur nos niveaux d'insuline et de sucre.

Vous voyez...

Il existe deux types de fibres : solubles et insolubles. La majorité des fibres sont insolubles, ce qui signifie qu'elles ne peuvent pas être décomposées par l'organisme et qu'elles passent à travers, sans compter les calories. Les fibres solubles, par comparaison, ajoutent des calories, mais notre corps est incapable de les digérer autrement qu'en quantité infime, ce qui n'affecte pas votre corps si l'on considère la quantité de fibres solubles qu'une personne peut consommer en un jour donné.

Par exemple, si vous avez consommé 15 grammes de fibres solubles en une journée, vous auriez consommé 30 calories.

Des études ont également montré que les fibres solubles n'ont pas d'impact négatif sur notre glycémie. En fait, les gains en fibres solubles sont associés à une baisse de la glycémie.

Aux États-Unis, les emballages de produits décomposent les glucides en deux sous-catégories : les sucres et les fibres alimentaires. Habituellement, vous ne verrez aucune information sur les fibres insolubles. Dans un tel cas, tout ce que vous avez à faire est de soustraire les grammes de fibres alimentaires du total des glucides.

Par exemple, un bocal de beurre d'arachide de 16 onces contient 8 grammes de glucides totaux par portion ainsi que des fibres alimentaires pour 2 grammes et une teneur en sucre de 4 grammes. Ainsi, pour le beurre d'arachide, les glucides nets par portion sont de 6 grammes de glucides totaux et de fibres.

Combien de glucides nets devrais-je manger par jour ?

Habituellement, la limite la plus élevée pour les cétones formées est d'environ 50 grammes de glucides par jour, mais pour des résultats de pointe sur un régime alimentaire régulier, 15 à 50 grammes de glucides est la zone dans laquelle vous voudrez vous situer. Cependant, si vous suivez un régime végétalien, vous devez vous assurer de consommer une grande variété d'aliments et de nutriments, de sorte que 15 grammes ne sont pas suffisants.

Une bonne règle de base tout en faisant un régime végétalien céto et en mangeant un régime de 2 000 calories par jour est de viser moins de 30 grammes de glucides ratio.

Si vous êtes à la recherche d'un régime plus riche en calories et que vous faites régulièrement de l'exercice, vous devriez envisager de porter votre apport en glucides entre 30 et 50 grammes. Assurez-vous juste que vous restez en cétose et que vos cétones sanguines se situent dans la plage idéale.

Comment puis-je limiter les glucides dans un régime végétalien cétogène ?

Dans notre culture du sandwich et de la pizza, limiter les glucides à un minimum, c'est psychique pour beaucoup de gens, et ce n'est pas par hasard. Les aliments riches en glucides sont riches en sucre et comptent parmi les choses les plus addictives que vous pouvez mettre dans votre corps. Les chiffres définitifs diffèrent selon la personne à qui vous posez la question, mais habituellement, une personne qui suit un régime céto strict devrait consommer moins de 50 grammes de glucides par jour. Beaucoup de gens réduisent leur consommation de glucides à aussi peu que 30 grammes. Un régime céto modéré permet d'en consommer de deux à trois fois plus, mais il est quand même beaucoup moins riche en glucides qu'un régime américain standard.

L'élimination du pain, des céréales, du riz et des pâtes réduira considérablement votre consommation de glucides, mais vous devrez aussi réduire considérablement la consommation de la plupart des fruits (les exceptions sont dans la liste d'aliments affichée précédemment, bien que même ceux-là ne devraient être consommés qu'avec modération) Les légumes féculents comme les ignames et les patates ne sont pas autorisés non plus. Quant aux vinaigrettes et sauces sucrées sur lesquelles vous pouvez compter pour vous aider à rendre votre alimentation plus appétissante... eh bien, vous devrez peut-être commencer à les remettre en question.

Si vous ne pensez pas pouvoir vous passer des glucides au point où vous pensez que votre régime alimentaire s'effondre, il est possible de tromper votre cerveau en lui faisant croire que vous les mangez en convertissant des aliments que vous avez sélectionnés en des aliments au goût plus proche de vos amidons favoris. Par exemple, le chou-fleur peut être transformé en « riz » en le râpant, en le faisant bouillir et en le pilant comme des pommes de terre. Vous pouvez également utiliser un outil de spirale pour couper les courgettes en nouilles afin d'imiter la texture des pâtes.

Mais pour la plupart, vous devrez établir un goût pour les aliments plus gras et compter sur eux pour vous fournir de l'énergie au lieu de glucides. Les avocats, les noix et l'huile de noix de coco sont tous des aliments rassasiants, audacieux et savoureux qui peuvent également booster vos exercices.

Et en parlant d'exercice, si vous êtes un coureur passionné ou un fan de la salle de sport, préparez-vous à ce que vos séances d'entraînement soient minables pendant que votre corps s'adapte au régime alimentaire. Si c'est la première fois que vous éliminez des glucides, votre corps aura besoin d'environ deux semaines pour être en mesure de faire face aux exigences de l'exercice sans corps cétoniques. Et si vous avez récemment consommé des produits d'origine animale, vous pourriez avoir besoin de toute la gamme d'acides aminés que l'on retrouve dans les protéines animales afin d'obtenir un rétablissement complet. Vous avez peut-être l'impression d'avoir choisi un chemin difficile à suivre, du point de vue de l'alimentation, mais ne vous découragez pas. Le temps et le conditionnement permettront à votre corps de gérer à peu près n'importe quelle routine à laquelle vous l'exposez.

Comment le céto influe sur votre performance d'entraînement

En abaissant notre apport en glucides, nous réduisons la capacité de nos cellules musculaires à absorber le sucre — l'une des sources de carburant les plus rapides dont le corps a besoin. Lorsque nos muscles manquent de sucre, leur capacité à courir à haute intensité (pendant plus de 10 secondes) est affaiblie. Cela se produit lorsque, après environ 10 secondes d'un effort presque complet, les muscles deviennent dépendants du glucose pour leur énergie en utilisant une voie connue sous le nom de glycolyse au lieu de la structure phosphène habituelle (qui dépend du phosphate et de l'ATP, au lieu du glucose).

De ce fait, toute séance d'entraînement qui nécessite une activité musculaire proche de la limite de l'activité musculaire pendant 10 secondes à environ 120 secondes ne peut être activée que par le glucose. Les cétones et les graisses ne peuvent en aucun cas se substituer au glucose dans la voie glycolytique. Après quelques minutes d'activité intense, votre corps changera automatiquement de voie pour brûler les graisses et les cétones.

Cela sous-entend qu'un régime céto peut limiter votre capacité de performance lorsque vous faites des séances d'entraînement de haute intensité, telles que :

- Faire 5 séries de levage à répétitions avec un poids assez lourd pour vous faire trébucher (ou à proximité de celui-ci).

- Courir pendant plus de 10 secondes (p. ex., sprint de 100 mètres).

- Pratiquer des sports cardio-intensifs comme le soccer, la crosse et le rugby.

- Entraînement en circuit à haute intensité ou par intervalles.

Il ne s'agit pas d'une liste complète des séances d'entraînement qui limiteront l'impact des glucides, mais elle vous montre quels types d'exercices exigent que votre corps brûle du sucre par glycolyse.

Cependant, n'oubliez pas que la durée moyenne de chaque cheminement varie d'une personne à l'autre. Certaines personnes sont capables de maintenir leurs efforts de performance à haute intensité à environ 30 secondes sans avoir besoin de brûler des glucides, tandis que d'autres peuvent atteindre l'épuisement après une tentative de 10 secondes.

Un autre fait à considérer lorsque vous faites de l'exercice sur un régime céto est que la consommation de la bonne quantité de protéines et de matières grasses est deux fois plus importante. Les glucides stimulent la conservation de nos muscles et, sans eux dans l'alimentation, les protéines et les graisses doivent être consommées dans les bonnes portions pour continuer à augmenter la masse musculaire et la performance.

S'entraîner au cours des premières semaines à suivre un régime céto

Avant que votre corps s'ajuste au céto (vers les 2-3 premières semaines de l'adoption du régime céto), vous devriez donner la priorité aux séances d'entraînement anaérobie de faible intensité la plupart du temps, ceci afin de réduire les envies de sucre et l'anabolisme musculaire pendant l'entraînement (c.-à-d. Pilates, yoga ou longues marches).

Vous devriez également augmenter votre consommation de liquides et d'électrolytes et attendre d'être adapté au cétose pour participer à des séances d'entraînement anaérobie à haute intensité, car cela peut nuire à votre adaptation et diminuer votre rendement pendant cette période. Nous mettons l'accent sur les entraînements anaérobie, mais que signifient-ils ? En règle générale, si vous pouvez respirer sans effort par le nez pendant l'entraînement, il s'agit d'un entraînement aérobique. Exemples : 20 à 30 minutes + cycles et jogging. Si vous n'êtes pas en mesure de respirer sans effort par le nez pendant une séance d'entraînement, il s'agit d'un entraînement anaérobie. De tels entraînements comprennent le sprint, l'haltérophilie et les sports explosifs comme le hockey, le soccer, le basketball, etc. Cependant, l'exercice ne doit pas être considéré comme un moyen de dissuasion, car il peut vous aider à entrer plus rapidement en cétose. Vous devriez plutôt donner la priorité à la mobilité et à l'endurance.

Conclusion : avant la cétoadaptation, vous subirez une première baisse de performance. Pendant ce temps, vous devriez vous en tenir à des séances d'entraînement aérobique de faible intensité et augmenter le sodium et les liquides.

Combien devriez-vous manger tout en vous entraînant sur céto ?

Pour améliorer votre régime alimentaire pour l'exercice et les performances de gain musculaire :

- Consommez de 250 à 500 calories supplémentaires par jour pour accroître votre poids corporel de 0,5 à 1 livre par semaine.

- Faites en sorte que la plupart de vos calories supplémentaires proviennent de matières grasses, et non de glucides ou de protéines.

- Gardez la consommation de protéines à environ 1 gramme par livre de poids corporel (~2,2 grammes par kilogramme).

- Si la restriction de vos glucides nuit à votre performance, envisagez alors d'appliquer le régime cétonique prévu ou le régime clinique cétonique.

Pour optimiser votre régime végétalien pour la perte de graisse pendant l'exercice :

- La consommation de calories doit être fixée à un niveau qui permet une perte de poids stable. La perte de poids de 0,5-1 % par semaine est le taux optimal pour augmenter la rétention musculaire.

- Diminuez la consommation de matières grasses pour atteindre un déficit calorique de 250-500 calories.

- Maintenez la consommation de protéines à 1 gramme pour 1 livre de poids corporel (environ 2,2 grammes par kilogramme).

- Si vous êtes obèse ou en surpoids, vous connaîtrez une perte de poids plus rapide (>1 % de perte de poids corporel par semaine) et un déficit calorique légèrement supérieur.

Pour les personnes au régime céto qui s'entraînent régulièrement en endurance :

- Suivez les directives ci-dessus pour les calories, les protéines et les lipides.

- Débutez par un régime végétalien standard (moins de 35 grammes de glucides par jour), et estimez comment votre performance changera après 1-2 semaines.

- Si vous ne remarquez pas d'effet ou d'augmentation de l'endurance, maintenez votre limite de glucides telle quelle.

- Si vous luttez pour atteindre vos performances passées, envisagez d'augmenter votre restriction en glucides ou de prendre des cétones exogènes ou des MCT avant vos séances d'exercice.

Pouvez-vous faire des exercices lourds avec un régime céto ?

L'intégration d'exercices lourds, en particulier d'exercices cardiovasculaires, ne signifie pas systématiquement que vous allez perdre du poids plus rapidement. En fait, un excès d'exercice ne fera qu'entraîner une suralimentation. Voici pourquoi :

- Un surplus de cardio vous rendra plus affamé — l'exercice retardé insistera sur plus de calories, ce qui vous poussera à trop manger et à supprimer ce qu'un régime végétarien céto permet.

- De plus, trop d'exercice cardiovasculaire épuisera votre taux de leptine, l'hormone qui rassasie notre faim ; il sera donc nécessaire d'éviter de consommer davantage de nourriture. Une diminution de la leptine stimulera votre appétit et vous incitera à manger davantage.

Trop d'exercice physique pourrait également entraîner un risque accru de blessures et augmenter le stress corporel. Bien qu'il y ait deux différences évidentes dans cette information, l'exercice n'est pas quelque chose à éviter, le surexercice l'est. L'exercice lourd pendant un régime céto ne vous fera pas perdre du poids. Cette pratique est contre-productive avec un régime céto.

Quels types d'exercices dois-je inclure dans un régime céto ?

L'exercice restreint pendant un régime céto est sain pour le corps pour **les raisons suivantes** :

- Il vous aidera à fortifier et à maigrir vos muscles, ce qui vous permettra de brûler plus de calories même au repos.

- Ça renforce l'immunité. Pendant la cétose, votre santé souffrira de certains effets secondaires indésirables. L'exercice limité de céto aidera à prévenir ces effets secondaires brefs et désagréables.

- Il déchargera l'hormone du bonheur, l'endorphine. Manger un régime pauvre en glucides peut entraîner de mauvaises humeurs et de la faiblesse. Les endorphines annulent ces effets secondaires en générant une sensation de satisfaction dans votre corps. Ils aident également à réduire l'impression de douleur.

L'exercice limité a beaucoup d'autres effets positifs pour votre corps, bien qu'ils ne soient pas précisément lié à un régime céto. Certains d'entre eux sont l'amélioration de la santé du cerveau, l'augmentation de la densité osseuse, l'amélioration de la santé cardiovasculaire, la réduction du risque de mortalité et l'abaissement du taux de glycémie.

En conclusion : Un régime céto peut apporter de nombreux bienfaits pour la santé s'il est maintenu à une limite et non par le biais d'une perte de poids plus rapide. S'il est mis en œuvre correctement, il vous remontera le moral, tout comme le reste de votre régime cétogène. N'oubliez pas de toujours boire beaucoup d'eau, de suivre scrupuleusement votre régime alimentaire et de vous reposer suffisamment. Vous récolterez certainement les bienfaits de vos efforts sur la santé et vous vous sentirez en confiance.

Qu'arrive-t-il à votre corps pendant la cétose ?

Votre corps entre dans un état de cétose lorsque vous limitez la quantité de glucides entrant dans votre corps, et votre foie commence à créer des cétones qui activent les cellules de votre corps pour utiliser la graisse.

Dans cet état, nos cétones commencent à augmenter et l'acidité de notre sang peut rapidement augmenter (ce qui peut avoir un impact négatif sur vos reins, votre foie et votre urine), alors vous pouvez vous demander : étant donné ces effets secondaires, pourquoi une personne saine d'esprit choisirait-elle de pratiquer ce régime ?

Eh bien, ne vous inquiétez pas. Lorsqu'il est correctement mis en œuvre, un régime céto est bénéfique pour notre santé de différentes manières ! Avec un régime cétogène, votre apport en glucides est plafonné à environ 5 à 60 g par jour. Ces glucides devraient provenir de sources alimentaires entières comme les légumes, tandis que les glucides raffinés (comme les pâtes, les céréales et les bagels) devraient être évités à tout prix.

Que se passe-t-il lorsque vous n'êtes pas en cétose ?

Votre corps synthétise tout ce que vous mangez, en décomposant divers nutriments en carburant dont le corps a besoin. Les glucides, les graisses et les protéines peuvent tous être transformés en énergie à l'aide de nombreux processus métaboliques différents.

Lorsque vous consommez des aliments riches en glucides ou en protéines, votre organisme les transforme et crée un sucre simple appelé glucose. C'est parce que le glucose nourrit les cellules avec le type d'ATP le plus rapide, qui est la molécule principale nécessaire pour dynamiser la majorité des choses qui se produisent dans le corps.

En d'autres termes, plus de calories et plus d'énergie cellulaire conduisent à plus d'ATP. En fait, chaque calorie que vous consommez à partir de protéines, de glucides et de graisses peut contribuer à augmenter votre taux d'ATP de diverses façons.

Notre corps utilise plusieurs de ces nutriments simplement pour continuer à travailler quotidiennement. Cependant, si vous mangez beaucoup de nourriture, votre corps se retrouvera avec un excès de glucose dont il n'a pas besoin. Quels sont les effets de ce sucre supplémentaire sur votre corps ?

Étant donné que la plupart des gens ont une quantité infinie de nourriture à une simple distance en voiture, il serait plus sage pour notre corps d'éliminer simplement la graisse de notre corps. Cependant, notre corps n'a pas évolué pour faire face à l'abondance de nourriture dans laquelle nous vivons aujourd'hui.

Au contraire, il se prépare en permanence à une famine future. Ainsi, au lieu d'expulser les calories supplémentaires que notre corps ne reçoit pas immédiatement, il les retient pour le moment où nos cellules en ont besoin.

Notre corps se prépare à une situation d'urgence future de deux façons :

Glycogenèse : Au cours de cette procédure, le glucose excédentaire est transformé en glycogène (les dépôts de sucre réservés à l'organisme) et placé dans les muscles et le foie. Les scientifiques estiment que notre corps stocke environ 2000 calories de glycogène musculaire et hépatique.

Selon l'individu, les niveaux de glycogène peuvent s'épuiser en 6 à 24 heures si aucun aliment différent n'est consommé. Heureusement, notre corps dispose d'un accumulateur d'énergie de remplacement qui peut aider à maintenir notre santé lorsque nos niveaux de glycogène s'épuisent.

Lipogenèse : Si vous avez déjà suffisamment de glycogène dans votre foie et vos muscles, tout excès de glucose sera transformé en graisses et conservé par un cycle appelé lipogenèse. Contrairement à nos petites réserves de glycogène, nos réserves de graisse sont beaucoup plus longues et nous donnent la capacité de maintenir notre santé pendant des semaines sans une quantité suffisante d'aliments.

Lorsque les calories ou les glucides sont limités, la glycogénèse et la lipogenèse cessent toute activité et occupent la place des glucides, libérant le carburant des réserves de glycogène et de lipides.

Cependant, dans le cas où votre corps n'a plus de glucose et de glycogène, la graisse sera toujours employée comme énergie, mais une source d'énergie de substitution appelée cétones est aussi bien produite. Et par conséquent, la cétose est activée.

Qu'est-ce que je vais me mettre à manger ?

Le menu diététique d'un régime cétogène se compose de graisses saines comme les graisses et huiles d'avocat et de noix de coco, etc. Les protéines (poulet, dinde) devraient représenter la majeure partie de votre apport alimentaire. Une bonne règle empirique est la règle « 60/35/5" qui se compose de ce qui suit.

- 60 à 70 % de vos calories proviennent de matières grasses.

- 25 à 35 % de vos calories proviennent de protéines

- 5 à 10 % de vos calories proviennent des glucides

À quoi dois-je faire attention lorsque je mange de cette façon ?

Pour déterminer vos macros diététiques, il existe plusieurs façons de calculer cette information ; cependant, peu importe le service que vous choisissez, les résultats seront modérément les mêmes. Le service de macro-calcul le plus populaire, et celui que j'utilise personnellement est http://ketogains.com/ketogains-calculator.

Prenons l'exemple d'une personne de 160 livres, qui mesure aussi 1,75 m et qui n'est pas (encore) très active physiquement. On devrait lui donner un nom. Stacy, j'aime bien Stacy. Elle prévoit faire de l'exercice pour obtenir les résultats souhaités avec le régime céto. Afin de déterminer la quantité de graisse qu'elle perdra, elle met ses informations dans la calculatrice macro.

- Sa dépense énergétique quotidienne est de : 1614 kcal

- Son taux métabolique de base est de : 1467 kcal

Elle prévoit de manger environ 90 grammes de protéines (360 calories), 86 grammes de matières grasses (774 calories) et 20 grammes de glucides nets (80 calories), soit 1214 calories pour toute la journée.

C'est 23 % de protéines, 5 % de glucides et 72 % de matières grasses.

Maintenant que Stacy a un plan pour la quantité de grammes, de protéines, de glucides et de lipides qu'elle devrait manger, elle devra choisir des aliments qui contiennent ces macros. Cela signifie qu'elle planifiera ses repas en fonction d'aliments faibles en glucides, en mangeant une quantité équilibrée de protéines et suffisamment de gras pour satisfaire son corps et sa faim. Au fur et à mesure que le corps de Stacy s'ajuste, elle devra peut-être recalculer ses macros pour s'assurer qu'elle reste sur la bonne voie pour atteindre ses objectifs.

Au lieu de manger une quantité réduite de calories, elle mangerait suffisamment de calories grasses pour atteindre la même quantité de sa valeur énergétique quotidienne. Elle continuerait à consommer suffisamment de protéines pour préserver ses muscles et une faible quantité de glucides pour soulager la cétose, de sorte que l'excès de glucides proviennent de la graisse. Tout cela peut être fait à l'aide de la calculatrice mentionnée ci-dessus ; assurez-vous simplement de les mettre correctement !

Donc, pour résumer :

Choisissez vos objectifs de santé. Cherchez-vous à développer vos muscles, à perdre du gras ou tout simplement à profiter des bienfaits pour la santé de la cétose ? Déterminez la quantité de glucides, de lipides et de protéines dont vous aurez besoin pour atteindre votre cétose et atteindre vos objectifs. Si l'objectif de Stacy n'est pas de perdre du gras, ses macros seront légèrement différentes. Par exemple, si elle recherchait des bienfaits purement liés à la santé dans un régime cétogène ? Au lieu de manger une quantité réduite de calories, elle mangerait suffisamment de calories grasses pour atteindre la même quantité de sa valeur énergétique quotidienne. Elle continuerait à consommer suffisamment de protéines pour préserver ses muscles et une faible quantité de glucides pour soulager la cétose, de sorte que l'excès de glucides provient de la graisse. Tout cela peut être fait à l'aide de la calculatrice mentionnée ci-dessus.

Cependant, une fois que vous aurez commencé à suivre ce que vous mangez, vous aurez une bonne idée de la quantité de macros que vous consommez dans vos repas quotidiens. De plus, si vous êtes comme moi et que vous êtes à l'aise de manger le même type d'aliments presque tous les jours, il devient assez facile de compter sans avoir à faire le suivi continu d'une pléthore de choses.

Trop de protéines peuvent-elles vous faire sortir de cétose ?

Manger une quantité insuffisante de protéines peut vous faire perdre beaucoup de muscle lorsque vous perdez du poids. Cependant, en manger trop pourrait signifier que votre corps transformera cette protéine supplémentaire en glucose et, par conséquent, vous fera sortir de l'état de cétose.

Cependant, le consensus sur cette question dépend de la personne à qui vous posez la question...

Voici quelques étapes faciles à suivre pour calculer la quantité quotidienne de protéines dont vous avez besoin sur céto. Il vous suffit d'utiliser notre calculatrice recommandée à **http://ketogains.com**/ketogains-calculator, et il y aura une section où vous pourrez entrer vos protéines totales.

- Multipliez votre poids corporel par votre pourcentage de graisse corporelle. Cela équivaut à votre total de matières grasses.

- Votre masse corporelle = Votre quantité de graisse —Votre poids.

- La quantité de protéines que vous devriez manger = 0.8lbs **(Votre masse corporelle)**

Si vous utilisez ou préférez les calculs métriques Kg, vous pouvez multiplier votre masse corporelle en Kg par 1.8lbs.

Il y a d'autres aspects comme l'âge et le sexe qui peuvent modifier la consommation de protéines, mais ils ne sont pas vraiment pertinents. Avoir assez de protéines est fondamental pour la construction et la préservation de la masse musculaire ; cependant, manger trop de protéines vous permettra peut-être de sortir de la cétose. Ceci est causé par un afflux de protéines se transformant en glycogène qui peut empêcher votre corps **d'atteindre la cétose**.

Cependant, vous n'avez besoin de vous soucier que de grandes quantités de protéines. Quelques grammes supplémentaires ne perturberont pas la cétose.

Peu importe ce que vous mangez, vous devrez prendre des suppléments.

Bien qu'un régime céto soit considéré comme sécuritaire et sain lorsqu'il est fait correctement, il y a toujours un risque de complications pour notre santé si nous ne tenons pas compte de notre apport en vitamines et minéraux. Ci-dessous, nous allons couvrir les plus courants et où vous pouvez les obtenir, à la fois sous forme d'aliments entiers et sous forme de suppléments.

Gardez à l'esprit que le simple fait d'acheter une multivitamine dans votre magasin local et de l'appeler bonne n'est pas la façon dont fonctionne un supplément. En fait, cela peut être préjudiciable à votre santé ! Nous voulons vous donner les meilleurs conseils possible sur les compléments, ce qui est le but de ce chapitre. Commençons par le début :

B12 : La B12 est absolument nécessaire. Il n'y a pas d'autre façon de le dire : sans elle, votre système nerveux central risque de souffrir d'un échec. Ne supposez pas que vous obtenez assez de B12 à moins d'avoir passé avec succès les tests récents, qui sont plus délicats que les tests sériques B12 réguliers. Comme le montrent les tests sériques du NCBI, 7 % des végétariens et 52 % des végétaliens en sont dépourvus. Et selon des tests plus récents et plus sensibles effectués par l'American Journal of Clinical Nutrition, 77 % des végétariens et 92 % des végétaliens ont des niveaux insuffisants de la forme principale de la vitamine B12. Ne manquez pas de cette vitamine, c'est absolument essentiel.

Huile d'algol : Puisque l'huile de poisson n'est pas une option pour les végétaliens, et en comptant sur une continuation insuffisante de l'ALA dans les oméga-3 EPA et DHA adéquats, vous devriez prendre de l'huile d'Algol. Elle est 100 % végétalienne, et les recherches du NCBI ont montré qu'elle augmente les niveaux sanguins d'EPA et améliore les lipides sanguins.

Choline : Plus vous consommez de gras, plus votre foie a besoin de choline pour tout traiter. La choline se trouve surtout dans les aliments d'origine animale comme le jaune d'œuf et le foie. La lécithine de tournesol est une bonne source végétale de choline.

Créatine : La créatine monohydratée est à la fois abordable et sûre. C'est nécessaire parce que vous ne pouvez pas l'obtenir de la nourriture : bien plus qu'un simple « supplément de musculation », les études du

NCBI ont montré que la créatine stimule les fonctions cognitives et musculaires des végétaliens.

Carnosine : La carnosine est un autre nutriment à base de viande qui stimule l'humeur et l'endurance, en plus de fournir des antioxydants au cerveau. Bien que notre corps puisse la produire, les recherches effectuées par le NCBI ont montré que les végétaliens ont des niveaux modérément bas, et les suppléments peuvent aider.

Poudre verte : Une poudre verte bien faite et de haute qualité peut vous fournir la nutrition supplémentaire que vous obtiendriez dans une multivitamine, mais sous une forme saine extraite de vrais aliments. Comme la poudre provient directement de la source, vous obtiendrez tous les bienfaits de son alimentation en un seul produit.

Taurine : La taurine est identique à la carnosine. Bien qu'elle ne soit pas nécessaire pour les végétaliens, on la trouve uniquement dans les aliments d'origine animale et elle joue un rôle majeur dans la lutte contre la mort et les maladies. Un excellent complément.

Ce sont les principaux suppléments dont vous devez vous préoccuper. Une fois que vous les avez tous sous contrôle, le reste est très simple : consommez simplement une grande variété d'aliments végétaux entiers.

Vitamine D : La vitamine D est l'une des vitamines les plus essentielles pour notre santé, bénéfique contre l'inflammation, pour les hormones sexuelles, pour l'immunité et bien plus encore. Néanmoins, il est crucial que nous en obtenions suffisamment — et la majorité des gens ne le font pas, qu'ils prennent ou non des suppléments.

Si vous n'êtes pas sûr de votre taux de vitamine D, un moyen sûr de le savoir est de faire une analyse sanguine. Vous pouvez en obtenir une pendant les examens périodiques, et elle est généralement couverte par la plupart des fournisseurs de soins de santé ou très abordable.

Les niveaux optimaux de vitamine D devraient se situer dans le spectre de 65 à 75 ng/mL. Si ce n'est pas le cas, il se peut que vous ayez besoin d'un supplément pour vous aider à y arriver. La quantité recommandée est de 1000-1500 UI par 25lbs de poids corporel. Assurez-vous de manger un peu de gras lorsque vous le prenez (c'est-à-dire seulement si le supplément ne contient pas de gras), étant donné que la vitamine D dissout les graisses, et prenez un dosage le matin, car cela peut perturber votre sommeil.

Les oméga-3

Un régime à base de plantes est généralement mis au défi de fournir du DHA, des acides gras oméga-3 ou des acides docosahexaénoïques, qui sont tous importants pour la santé des yeux et du cerveau. Il est conseillé aux végétaliens de consommer régulièrement des sources d'acide alpha-linoléique végétalien pour assurer un approvisionnement adéquat. Cela comprend les noix, les produits à base de soja, les graines de lin et les aliments végétaliens enrichis de DHA. Les suppléments de DHA sont également une option qui peut être discutée avec votre médecin en tenant compte de votre alimentation et du risque de carence.

La majorité des gens ont besoin d'une source supplémentaire d'oméga-3, à moins qu'ils ne consomment chaque jour une grande quantité de légumes et d'aliments riches en gras. Environ 3000-5000 mg d'huile oméga-3 par jour avec un volume élevé d'EPA/DHA est bon.

Conclusion

Ce sont les principaux suppléments dont vous devez vous préoccuper. Une fois que vous les avez tous à l'œil, le reste est très simple. Il suffit de consommer les aliments qui sont les moins déviés de leur état naturel que possible. Une large gamme d'aliments à base de plantes entières dans autant de couleurs que possible vous assurera que vous obtenez beaucoup de minéraux riches, vitamines, antioxydants, acides aminés, protéines et phytonutriments. La consommation d'aliments colorés comme les légumes, les fruits de couleur foncée, le thé vert et les baies peut aider à réduire la probabilité de maladie, à accélérer le rétablissement et à protéger la santé cellulaire. Si vous êtes allergique à l'un des aliments mentionnés ici, il est recommandé de les éviter, quelle que soit la quantité de nutriments qu'ils contiennent. L'ingestion d'aliments qui vous sont sensibles ne fera qu'aggraver les problèmes de santé au lieu de les réduire.

Comment manger assez de matières grasses sur un régime céto végétalien

Comment s'assurer que l'on mange des graisses dans le cadre d'un régime végétalien au céto ? Commencez par réduire votre consommation d'aliments riches en gras saturés et en acides gras trans. À moins que vous n'utilisiez de grandes quantités d'huiles végétales (huile de noix de coco, huile de palme et huile de palmiste), les régimes végétaliens sont généralement naturellement faibles en gras saturés. Et ils sont toujours sans cholestérol.

Dans les pays et régions moins développés où l'alimentation indigène est essentiellement d'origine végétale et où la noix de coco et les autres aliments végétaux riches en graisses saturées sont fondamentaux, le degré d'incidence des maladies chroniques est très faible. Au contraire, les huiles végétales sont rares dans l'alimentation nord-américaine, mais les cas de maladies chroniques sont beaucoup plus nombreux. Des études suggèrent que lorsqu'ils sont pris avec modération dans le cadre d'un régime végétalien, l'huile de noix de coco et les autres aliments saturés à base de plantes ne font pas augmenter le taux de cholestérol ni le risque de crise cardiaque.

Il convient également de noter que les petites quantités de graisses saturées contenues dans les aliments végétaux entiers peuvent en fait être bénéfiques pour les végétaliens. Cela s'explique par le fait qu'il s'agit de gras stables qui risquent peu de nuire à votre santé par oxydation, contrairement aux gras polyinsaturés qui sont abondants dans les régimes alimentaires non végétaliens.

Récapitulatif de certaines des sources les plus visibles de graisses dans les aliments d'origine végétale :

Graines

Les graines sont des ajouts très populaires à de nombreux plats - sucreries, salades et pain - ou simplement agréables à la main. Sans parler de la source la plus élevée d'oméga-3 au monde qui se trouve dans les graines de savi. Bien que les poissons gras soient la source la plus populaire d'oméga-3, ces graines sont un bien meilleur choix !

Viennent ensuite les graines de chia et de chanvre, puis les graines de tournesol, qui sont aussi une excellente source de gras monoinsaturés. Il n'y a pas de mauvais moment pour ajouter certains de ces aliments à vos repas.

Amandes

Bien que toutes sortes de noix soient des sources fiables de graisses saines, les amandes sont connues pour être l'une des meilleures. D'abord, elles contiennent moins de calories que les noix de cajou, les noix de Grenoble, les arachides et les noisettes, mais contiennent plus de protéines. Les amandes viennent également en tête de la catégorie des noix en nutrition avec leur teneur élevée en calcium, ainsi qu'en cuivre, en fer, en zinc et en magnésium. Elles sont également riches en vitamine E et contiennent des graisses qui sont facilement absorbées par l'organisme, car la vitamine E est liposoluble.

Vous pouvez prendre des amandes en collation ou les mélanger avec des céréales. Vous pouvez aussi mélanger du beurre d'amande avec des recettes de smoothie, ajouter des amandes effilées aux salades, ou faire tremper des amandes crues et en faire du « fromage ».

Tahini

Le tahini est préparé à partir de graines de sésame et est composé d'environ 50 % d'acide oléique, une graisse monoinsaturée connue pour être considérée comme l'une des meilleures graisses. Ceci est dû à son effet d'augmenter la circulation sanguine, tout en abaissant les taux de LDL. Il stimule également la production d'antioxydants qui aident à prévenir les maladies cardiaques. Les graines de sésame sont également un excellent et rare fournisseur végétalien de fer et de calcium.

Avocats

Environ 75 % des calories de l'avocat sont constituées de matières grasses, ce qui en fait l'une des meilleures matières grasses à avoir dans votre alimentation. Le gras contenu dans l'avocat se répartit en environ 13 % de gras polyinsaturés, 15 % de gras saturés et 68 % de gras monoinsaturés. Le grand volume de LDL dans les avocats est généralement la raison pour laquelle ce fruit est connu pour réduire le cholestérol, ainsi que la possibilité de maladie cardiaque. La teneur élevée en graisses saturées des avocats pourrait être inquiétante pour d'autres, mais comme les avocats sont si riches en graisses saines, ils neutralisent tout risque posé par les graisses saturées.

Huile de noix de coco

L'huile de noix de coco était autrefois considérée comme dangereuse parce qu'elle contient beaucoup de matières grasses, mais des études récentes montrent que l'huile de noix de coco est une source fantastique de triglycérides à chaîne moyenne, qui sont traités pour alimenter le foie et éviter le stockage dans l'estomac, contrairement au beurre ou même le saindoux. L'huile de noix de coco contient également des acides gras oméga-6 qui sont un grand plus.

Fève de cacao

C'est peut-être difficile à croire, mais le chocolat, en quantité suffisante, est considéré comme sain. Ne vous y trompez pas ; les fèves de cacao ne sont pas ces barres sucrées et remplies de produits laitiers que l'on voit aux caisses de sortie. Ce sont des flocons de chocolat noir vendus dans la section des aliments naturels. Ceux-ci sont chargés d'antioxydants et de gras monoinsaturés sains. De plus, le chocolat peut aider à prévenir ou même à contrer la croissance du cancer ainsi qu'à réduire le taux de cholestérol. Cependant, lorsque vous consommez ce chocolat, assurez-vous qu'il est à des niveaux modérés comme collation pour suivre vos niveaux macro.

L'essentiel sur les matières grasses

Choisissez toujours judicieusement les graisses que vous mangez, et encore plus avant et après une séance d'entraînement, et vous constaterez que votre performance au gymnase s'améliorera immensément, et globalement vous améliorerez votre santé.

Pour les recettes, veuillez consulter Accidental Paleo, un livre de cuisine principalement paléo-végétarien avec un bon nombre de recettes végétaliennes également.

Voilà, vous savez tout ce qu'il y a à savoir. Vous êtes maintenant sur la bonne voie pour vous lancer avec le régime céto végétalien !

Soyez prêt à vous sentir bien, à avoir de l'énergie comme vous n'en avez jamais eue auparavant et à atteindre les résultats de perte de poids que vous avez toujours désirés ! Merci d'avoir pris le temps de lire mon livre et de rester à l'écoute pour d'autres livres sur le véganisme à l'avenir.

Si vous avez aimé mon livre et que vous le recommandiez à qui que ce soit, je vous serais très reconnaissant si vous pouviez laisser un bref commentaire sur Amazon. Vos commentaires sont très importants et je profiterai de l'occasion pour découvrir comment je peux améliorer ce livre encore plus.

Merci encore pour votre soutien !